La Révolution du Carb Cycling

Maigrir après 40 ans, malgré les restos et les journées non-stop

YANN MÉNAT

Copyright © 2024 Yann Ménat

Tous droits réservés.

ISBN : 9798322014287

TABLE DES MATIÈRES

Les Fondamentaux du *carb cycling* — 3

1. Comprendre le *carb cycling* — 3

2. Le Métabolisme après 40 Ans — 7

3. Planification de votre régime *carb cycling* — 9

***Carb cycling* et vie professionnelle** — 12

1. Gérer les repas d'affaires — 12

2. Équilibre entre travail et régime — 19

3. Intégration dans votre routine quotidienne — 21

Exercices complémentaires au *carb cycling* — 24

1. L'importance de l'activité physique — 24
2. Combinaison d'exercices et de *carb cycling* — 28
3. L'exercice au milieu d'un agenda surchargé — 31

Gestion du stress et bien-être mental — 33

1. Comprendre l'impact du stress — 33
2. Méditation et pleine conscience — 37
3. Équilibre vie professionnelle/vie personnelle — 40

Suivi et évaluation de vos progrès — 42

1. Mesurer votre succès — 42
2. Ajustements et modifications du plan — 45
3. Témoignages et études de cas — 48

Maintenir votre nouveau mode de vie — 52

1. Construire des habitudes durables — 52
2. Nutrition avancée pour hommes d'affaires — 54
3. Planifier pour l'avenir — 56

Conclusion — 58

Fiches pratiques	**59**
Exercices physiques	59
Low Carb	61
High Carb	63
Au Restaurant	66
À l'Hôtel	76
Soirées	77
Dans la rue	79
Sur la route	82
Au bureau	84
En livraison	86
À la maison	88
Notes et références	**93**

Introduction

C'est une véritable révolution ! Le *carb cycling* va enfin permettre à des millions de quadras et quinquagénaires de perdre facilement leurs kilos en trop, notamment ceux qui ont élu domicile dans l'abdomen. Pourquoi est-ce révolutionnaire ? Parce que pour la première fois, il s'agit d'une approche nutritionnelle qui ajuste l'apport en glucides *selon les jours*. Cette méthode, loin d'être une simple diète, est une stratégie alimentaire intelligente, adaptable et surtout efficace pour ceux qui cherchent à perdre du poids tout en maintenant, voire en augmentant, leur niveau d'énergie.

Particulièrement adapté aux hommes d'affaires de plus de 40 ans, le *carb cycling* offre une flexibilité rare dans la gestion alimentaire, permettant ainsi de concilier aisément exigences professionnelles et objectifs de santé. Dans ce livre, nous explorerons comment cette technique peut transformer votre santé et votre bien-être, tout en s'intégrant parfaitement à votre rythme de vie effréné.

Pour les hommes d'affaires de plus de 40 ans, jongler entre les exigences professionnelles et la gestion de leur santé peut être un défi.

Le *carb cycling* se présente comme la solution idéale pour cette tranche d'âge. En effet, cette méthode s'adapte remarquablement bien aux variations du métabolisme liées à l'âge, tout en offrant la souplesse nécessaire pour s'harmoniser avec un emploi du temps chargé. Elle permet non seulement une perte de poids efficace, mais contribue aussi à améliorer l'énergie globale et la clarté mentale, des atouts essentiels pour les professionnels en quête de performance et de bien-être. Ce livre dévoilera comment intégrer facilement le *carb cycling* dans votre vie, transformant ainsi les défis liés à l'âge en atouts pour une meilleure santé.

Ce livre est plus qu'un guide sur le *carb cycling* ; c'est un compagnon dans votre voyage de transformation. Pour les hommes d'affaires de plus de 40 ans, changer d'habitudes alimentaires et adopter un nouveau style de vie peut sembler intimidant. Nous comprenons ces défis et nous vous accompagnons à chaque étape. De la compréhension de l'aspect scientifique du *carb cycling* à l'application pratique dans votre quotidien trépidant, nous vous fournirons des stratégies, des conseils, et des astuces personnalisées. Préparez-vous à redécouvrir votre énergie, à revitaliser votre santé, et à atteindre un équilibre parfait entre votre vie professionnelle et votre bien-être.

Chapitre 1
Les Fondamentaux du *carb cycling*

1. Comprendre le *carb cycling*

Le *carb cycling* est une approche stratégique de l'alimentation qui a gagné en popularité, surtout parmi ceux qui cherchent à perdre du poids tout en maintenant leur masse musculaire et leur énergie. Ce chapitre va vous présenter les principes de base de cette méthode, la comparera aux régimes traditionnels et discutera des avantages qu'elle peut offrir pour votre santé et votre objectif de perte de poids.

Le *carb cycling* consiste à alterner les jours à haute et à faible teneur en glucides. Contrairement aux régimes à faible teneur en glucides, cette méthode permet de bénéficier des avantages des glucides – et surtout de vos plats préférés qui les contiennent – tout en minimisant les risques de stockage des graisses dans la ceinture abdominale. La clé est de synchroniser l'apport en glucides avec les moments d'activité physique. Vous utiliserez alors ces glucides comme *carburant pour votre corps.*

À la différence des régimes traditionnels qui imposent souvent une restriction calorique constante ou une limitation de certains macronutriments, le *carb cycling* est fondé sur la variation et l'adaptabilité. Il permet de maintenir le métabolisme actif, d'éviter les plateaux de perte de poids et de réduire les sensations de privation. Mais le point fort le plus important, comme le montrent nombre d'études scientifiques[1], c'est que le *carb cycling*, en tant que régime d'apports caloriques alternés, va optimiser votre métabolisme alors que les régimes traditionnels auront tendance à le dégrader au fil du temps.

Contrairement à ce qu'on pourrait penser intuitivement, lors des jours à faible teneur en glucides, l'ingestion de graisses ne conduit pas à une prise de poids, car le corps ajuste son métabolisme. En l'absence de glucides, qui sont la source d'énergie préférée du corps, il commence à brûler les graisses comme source d'énergie principale. Ce processus, appelé cétose, signifie que les graisses consommées, ainsi que celles stockées dans le corps, sont utilisées pour fournir de l'énergie. Si l'apport calorique total reste dans une mesure qui ne dépasse pas les besoins énergétiques quotidiens du corps, alors la consommation de graisses n'entraînera pas une prise de poids.

Pendant un régime de *carb cycling*, l'insuline, qui est une hormone régulant le glucose sanguin, varie en fonction de l'apport en glucides. Les jours à faible teneur en glucides, la production d'insuline diminue[2], car il y a moins de glucose entrant dans la circulation sanguine, ce qui encourage le corps à utiliser les graisses comme source d'énergie. En revanche, les jours à haute teneur en glucides, la consommation accrue de glucides provoque une élévation du glucose sanguin, entraînant une augmentation de la production d'insuline pour aider à son stockage et à son utilisation. Cette fluctuation est le cœur du *carb cycling*. Elle va aider à améliorer la sensibilité à l'insuline sur le long terme. En alternant les jours bas et haut en glucides (*low-carb days* et *high-carb days* en anglais), on vise à optimiser l'utilisation du glucose par le corps et à éviter la résistance à l'insuline qui peut survenir lors des autres régimes qui, jusqu'à présent, ne prévoyaient pas cette alternance.

Les bienfaits du *carb cycling* ne se limitent donc pas à la perte de poids. Cette méthode peut également contribuer à la gestion du taux de sucre dans le sang, un atout particulièrement intéressant pour les personnes atteintes de diabète ou en prévention de cette maladie. De plus, le *carb cycling* peut améliorer la concentration et l'énergie mentale en évitant les pics et les chutes de sucre qui peuvent survenir avec les régimes riches en glucides.

Autant vous dire que le *carb cycling* peut être un outil puissant pour atteindre et maintenir un poids de santé, améliorer vos performances physiques et sexuelles, et renforcer votre bien-être général.

À présent, je vais vous expliquer comment et pourquoi intégrer le *carb cycling* dans votre vie, en particulier si vous êtes un homme d'affaires de plus de 40 ans à la recherche d'une stratégie alimentaire qui soutient un style de vie actif et exigeant.

2. Le Métabolisme après 40 ans

En traversant la barrière des 40 ans, j'ai constaté, comme beaucoup d'entre nous, que notre métabolisme n'est plus ce qu'il était. Ce changement est souvent le résultat d'une diminution naturelle de la masse musculaire et de variations hormonales. Cela peut sembler décourageant, mais c'est une transition naturelle qui ne doit pas être vue comme un obstacle. Il s'agit plutôt d'un virage à négocier avec intelligence.

Le métabolisme basal, c'est-à-dire l'énergie que mon corps dépense pour maintenir ses fonctions vitales au repos, ralentit avec l'âge[3]. Moins de calories sont brûlées pour les opérations quotidiennes. C'est une réalité que je dois accepter et à partir de laquelle je vais *agir*. La réduction de l'activité physique et la perte progressive de masse musculaire, souvent inévitables en vieillissant, diminuent également la dépense calorique. Face à cela, j'ai compris qu'il était crucial d'adapter mon régime alimentaire et mon niveau d'activité physique pour maintenir un *métabolisme actif*.

J'ai intégré dans ma routine quotidienne des exercices de résistance, essentiels pour préserver ma masse musculaire et stimuler mon métabolisme. Et les protéines sont devenues un élément clé de mon alimentation : elles ont un effet thermique plus élevé que les autres macronutriments[4]. Elles consomment donc plus d'énergie que les autres pour être métabolisées, et ça, c'est un point crucial.

J'ai découvert que les aliments riches en fibres, comme les légumes et certains fruits, les grains entiers et les légumineuses, sont particulièrement bénéfiques. Ils contribuent non seulement à un sentiment de satiété plus durable, ce qui est essentiel pour éviter les fringales, mais ils demandent également plus d'énergie pour être digérés, boostant ainsi mon métabolisme.

Vous avez donc une règle d'or à apprendre et à intégrer : *la gestion du métabolisme après 40 ans demande une approche proactive.* En adaptant vos habitudes alimentaires et votre activité physique, vous pouvez influencer positivement votre métabolisme — notamment par la régulation des hormones du type ghréline, leptine et insuline[5] — et ainsi maintenir un poids de forme et une bonne énergie.

Et si vous êtes prêts à vous lancer pour négocier ce virage, faire disparaître la graisse du ventre, et prévenir les problèmes de santé inhérents au surpoids des hommes mûrs, laissez-vous guider par les prochaines pages de ce livre, tranquillement, sans effort. Je vais juste vous décrire mon propre cheminement et vous montrer comment j'ai pu intégrer parfaitement la méthode du *carb cycling*, sans effort, sans avoir la sensation de faire un régime, sans me priver de mes plats préférés et sans avoir jamais fait de sport avant.

3. **Planification de votre régime** *carb cycling*

Lorsque j'ai compris que j'avais un nouveau métabolisme, j'ai intégré l'idée que je devais mettre en place une nouvelle manière de me nourrir. Le *carb cycling* est devenu alors une stratégie alimentaire qui m'a permis de gérer mon poids tout en répondant aux besoins de mon style de vie très actif.

Mon premier pas a été de personnaliser mon plan de *carb cycling*. Pour cela, j'ai d'abord décidé de « sanctuariser » sur mon agenda trois séances d'un sport que j'aime bien — en l'occurrence la natation. Ensuite, je me suis fixé de faire vingt minutes de HIIT (*High-Intensity Interval Training*) tous les jours le matin en me levant. Au début, ce n'était pas facile, il fallait que je me lève vingt minutes plus tôt que d'habitude, mais j'ai vite réalisé que le jeu en valait la chandelle. Pourquoi le HIIT ? Parce que c'est intense, ça ne demande aucun équipement, vous tapez HIIT sur YouTube et vous suivez une séance, chez vous, dans votre chambre, votre salon ou à l'hôtel. Il n'y a rien de plus simple. Et comme vous suivez une vidéo, vous ne vous arrêtez pas en cours de route. Mais surtout, les toutes dernières études montrent que le HIIT a de sérieux effets bénéfiques sur la réponse hormonale globale subséquente[6].

Ensuite, en fonction de mon emploi du temps hebdomadaire et de mes séances de natation, j'ai établi des jours à haute et à basse teneur en glucides. Les jours où je m'entraînais, je consommais plus de glucides pour soutenir mon énergie et la récupération musculaire. Les jours de repos ou de travail sédentaire, je réduisais mon apport en glucides pour encourager mon corps à puiser dans mes réserves de graisse.

Mais attention, les jours *high carb* (à haute teneur en glucides), cela ne signifie pas que vous allez consommer du sucre à volonté ! Vous choisirez des glucides complexes comme les patates douces, le quinoa ou les pâtes complètes, qui libèrent l'énergie graduellement (voir fiche pratique *High Carb*). Quant aux jours *low carb* (à faible teneur en glucides), cela ne veut pas dire non plus « zéro sucres ». Il vous suffit de maintenir un apport minimal pour soutenir les fonctions cérébrales et éviter la léthargie, en vous concentrant sur les légumes verts et les grains entiers en moindre quantité (voir fiche pratique *Low Carb*).

L'aspect le plus difficile, comme toujours, est de rester constant. Pour surmonter cela, j'ai établi des routines. Car la routine, c'est l'outil idéal pour ne pas se poser de questions et faire ce qu'on a à faire, quoi qu'il arrive. Le dimanche, je planifiais mes types de repas de la semaine avec un code couleur dans mon agenda en fonction de mes séances de sport. Chaque soir de la semaine, je tenais un journal pour suivre ma consommation de glucides et m'assurer que je restais dans mes objectifs.

Cela dit, il est essentiel pour réussir, de garder une flexibilité tout en restant prudent. Lors d'événements imprévus, comme un dîner dehors ou un cocktail dînatoire, il faut être prêt à ajuster le menu des jours suivants pour équilibrer votre apport en glucides. Et il ne faut surtout pas se sentir coupable ! Dites-vous bien que le *carb cycling* est un marathon, pas un sprint.

Les avantages pour la santé et la perte de poids ne se sont pas fait attendre. Outre la perte de poids, j'ai ressenti une amélioration de mon énergie et de ma concentration. Le plus surprenant a été la diminution des fringales, surtout pour les sucreries, un bénéfice que je n'avais pas anticipé.

Bien sûr, établir un plan alimentaire *carb cycling* à 50 ans a demandé de la discipline et de l'organisation, mais les retours positifs sur ma santé et mon bien-être ont largement compensé mes efforts, et je voulais partager cette expérience avec vous, car si j'y suis arrivé alors que j'entendais les gens autour de moi dire qu'il était impossible de perdre sa bedaine après cinquante ans, c'est que vous aussi, qui avez acheté ce livre et qui êtes motivé, vous pouvez y arriver. La chose peut-être la plus importante a été le déclic dû à la compréhension de cette histoire de changement de métabolisme. J'espère qu'en lisant ce témoignage, vous réaliserez vraiment ce phénomène. Si c'est le cas, alors il vous sera agréable de vous laisser guider à travers chaque étape qui va suivre. Je vais très concrètement vous faire part des plans de repas et des stratégies pour faire face aux défis quotidiens, afin que vous puissiez, vous aussi, tirer le meilleur parti du *carb cycling*.

Chapitre 2
Carb cycling et vie professionnelle

1. Gérer les repas d'affaires

L'un des plus grands défis pour les hommes d'affaires est de maintenir un régime alimentaire sain malgré un agenda chargé, des déjeuners au restaurant, des déplacements et des réceptions. Les repas d'affaires, les déplacements, le stress, le manque de temps, peuvent sembler être des obstacles insurmontables. Cependant, ils peuvent être harmonieusement intégrés dans un programme de *carb cycling* avec un peu de planification et de savoir-faire.

Lorsque je suis invité à un repas d'affaires, la première règle est de ne pas arriver affamé. Un en-cas riche en protéines peut m'aider à ne pas succomber aux tentations. Aussi, depuis le matin, je sais si je suis dans un jour fort en glucides ou non. Au restaurant, je me concentre sur les plats qui s'alignent sur mon cycle de glucides du jour (voir fiche pratique *Au Restaurant*). Les jours à faible teneur en glucides, je privilégie les salades garnies de protéines ou les plats de viande ou de poisson accompagnés de légumes. Les jours à haute teneur en glucides, je peux m'autoriser un plat complet avec une portion raisonnable de glucides complexes.

Allons plus loin. Dans le cadre du *carb cycling*, les déjeuners ou dîners d'affaires au restaurant représentent une réelle épreuve de stratégie nutritionnelle. Le contrôle des glucides dans un environnement riche en tentations gastronomiques demande un plan d'action clair.

Naviguer dans le menu

Quand j'ouvre le menu, mon regard se dirige vers les options qui correspondent à mon plan *carb cycling* du jour. En jour *low carb*, les pièges sont nombreux : sauces cachées, accompagnements chargés en sucre, sans compter les options « santé » qui ne le sont pas toujours. Il ne faut pas hésiter à demander au serveur des plats où les composants sont séparés ou modifiables.

Dialogue avec le serveur

La communication avec le serveur est essentielle. Expliquez brièvement vos besoins nutritionnels sans entrer dans les détails : « Je préférerais une viande grillée avec des légumes, pourriez-vous me recommander quelque chose ? », « Je ne souhaite pas manger de féculents aujourd'hui ». N'hésitez pas à demander des ajustements : « Pourrait-on remplacer les frites par une salade verte ou des légumes grillés ? » Et si le serveur vous apporte des légumes *en plus* des frites, n'hésitez pas à renvoyer votre assiette en demandant que les frites n'y soient plus — la tentation serait trop grande après avoir avalé vos haricots verts ! Vous pensez peut-être que vous aurez l'air casse-pieds auprès de votre invité, mais il se pourrait au contraire que cela vous donne l'image de quelqu'un de déterminé et exigeant.

Modification des plats

Pendant les jours *low carb*, évitez les panures et les dressings. Un filet de poisson ou une pièce de viande grillée, servis avec une portion généreuse de légumes verts ou une salade (sans vinaigrette, car elles sont très souvent sucrées), deviendra votre choix de prédilection. En revanche, rien ne vous empêche de demander un filet d'huile d'olive sur votre salade. S'il y a des plats avec des sauces, demandez à les avoir à côté pour contrôler la quantité que vous ajoutez. De nos jours, les restaurateurs s'adaptent couramment aux divers besoins alimentaires de leurs clients, qu'il s'agisse de régimes spécifiques ou d'allergies, de plus en plus fréquemment mentionnés.

Choix avisés et contrôle des portions

Les aliments riches en amidon comme le pain, les pâtes, le riz ou les pommes de terre sont à éliminer lors des jours *low carb*. Une astuce consiste à commencer par une soupe claire ou une salade (sans croûtons !), pour modérer l'appétit et contrôler les portions. Les régimes qui vous promettent de ne pas avoir à contrôler les quantités ne sont plus pour vous. Ça pouvait marcher quand vous aviez vingt ou trente ans, mais aujourd'hui votre corps a changé, donc les quantités doivent changer aussi. Pour le corps, on n'y peut rien, pour les quantités, nous avons le pouvoir d'agir, exactement comme un bon gestionnaire. Laisser votre entreprise commander perpétuellement trop de stock serait une faute professionnelle grave qui vous conduirait à la banqueroute.

Jours riches en glucides

Dans les jours *high carb*, vous allez pouvoir intégrer des glucides complexes comme le quinoa, les patates douces, ou le riz brun. Si vous êtes chez vous, privilégiez les versions intégrales des pâtes ou du pain. Bon, mais attention, la modération reste de mise ! Optez pour une portion raisonnable pour accompagner votre source de protéines et de fibres.

Les aliments à éviter

Les aliments à bannir de votre assiette pendant les jours *low carb* incluent le pain blanc, les fritures, les plats en sauce crémeuse, les desserts, et les boissons alcoolisées ou sucrées qui peuvent rapidement augmenter la teneur en glucides du repas.

En somme, avec de la préparation et une communication ouverte, il est tout à fait possible de profiter d'un repas d'affaires sans compromettre votre programme de *carb cycling*. Cela permet de maintenir le cap sur vos objectifs de santé tout en profitant des interactions sociales et professionnelles qui se déroulent autour de la table.

Le *carb cycling* en voyage d'affaires

Voyager pour affaires peut perturber toute routine alimentaire. Mais avec le *carb cycling*, vous trouverez toute la flexibilité nécessaire.

Rien ne vous empêche d'emporter des snacks sains (voir fiche pratique *En-cas*) et d'identifier à l'avance les options de restauration qui correspondent à votre plan alimentaire. Vous pouvez ajuster également vos jours de haute et basse consommation de glucides en fonction de votre agenda de voyage, prévoyant les jours plus actifs pour une consommation plus élevée en glucides.

Négocier les repas d'affaires et les événements sociaux

La clé pour gérer les repas d'affaires et les événements sociaux est dans la communication et dans la préparation. Lorsque c'est possible, suggérez des lieux qui offrent des menus adaptés à vos besoins nutritionnels. Si le menu est fixe, n'hésitez pas à demander des modifications mineures, comme remplacer un accompagnement riche en glucides par une option plus saine. Mais aussi, permettez-vous une certaine souplesse : si un gros repas de famille tombe un jour *low carb*, vous pouvez toujours échanger avec un autre jour pour maintenir l'équilibre.

En fin de compte, ce que je vous propose est bien plus qu'un ensemble de règles ; c'est une approche pragmatique pour intégrer avec succès le *carb cycling* dans votre vie professionnelle chargée, sans sacrifier vos engagements sociaux ni vos objectifs de santé. L'alternance des jours à fort ou faible apport glucidiques vous permet de ne pas vous sentir « au régime ». Il n'y a pas d'interdit absolu. Vous ne dites pas adieu à une bonne pizza ou même un hamburger. Ce qui change, c'est le moment où vous allez les consommer. Vous verrez, ça change tout.

2. Équilibre entre travail et régime

Trouver l'équilibre entre une vie professionnelle exigeante et un régime alimentaire strict peut souvent nous amener à devoir jongler. Cependant, en intégrant des pratiques de gestion du stress et de l'alimentation, cet équilibre devient non seulement possible mais également bénéfique.

Le stress au travail est inévitable, mais sa gestion est essentielle, surtout lorsque l'on suit un régime comme le *carb cycling*. J'ai appris à mes dépens que les réponses au stress peuvent souvent se manifester par des fringales – surtout de glucides rapides. Pour contrecarrer cela, je m'assure d'avoir des en-cas sains à portée de main, comme des amandes, des fruits ou si je travaille de chez moi, des yaourts grecs et d'avoir toujours un thermos rempli du meilleur thé ou d'une tisane parfumée. De plus, prendre deux ou trois respirations profondes, regarder de temps en temps par la fenêtre et m'obliger à de courtes pauses régulières, peut réduire considérablement mes niveaux de stress, réduisant ainsi les envies de manger « émotionnellement ».

Optimiser votre énergie pour la journée de travail

Une astuce pour rester énergique tout au long de la journée de travail est de synchroniser mon alimentation avec mes besoins en énergie. Les jours où mon agenda est rempli de réunions, je planifie un petit-déjeuner à haute teneur en glucides pour commencer la journée. Cela peut consister en une omelette et un bol de flocons d'avoine. En revanche, si je sais que je serai plus sédentaire, je limite les glucides le matin pour éviter les baisses d'énergie après le repas.

Journées chargées

Pour les journées particulièrement chargées, la préparation est mon alliée. La veille, je prépare mes repas et en-cas pour le lendemain (voir fiche pratique *À la Maison*), en alignant toujours les niveaux de glucides avec mon activité prévue. Lorsque les imprévus se présentent, j'ai toujours une solution de secours : un sachet de noix ou un shake protéiné dans mon tiroir de bureau (voir fiche pratique *Au Bureau*). Je m'assure également de boire suffisamment d'eau, car la déshydratation peut être confondue avec la faim.

En somme, en adoptant des habitudes alimentaires et de gestion du stress qui soutiennent mon régime *carb cycling*, je peux non seulement maintenir l'équilibre entre mon travail et mon régime, mais aussi augmenter ma productivité et mon bien-être général.

3. Intégration dans votre routine quotidienne

Intégrer le *carb cycling* dans une routine quotidienne demande de la planification, mais le jeu en vaut la chandelle. Voici comment j'ai réussi à adapter cette méthode à mon emploi du temps de professionnel occupé.

Chaque semaine, le dimanche, je prends un moment pour planifier mes repas. Sur mon calendrier, je note les jours *high carb* et les jours *low carb*, en fonction de mon planning d'exercice et de mes engagements professionnels. Pour les jours chargés, je prévois des plats simples mais nutritifs. Si je mange au restaurant, j'imagine déjà le genre de plat que je peux commander (Voir fiches pratiques *Au Restaurant*). Si je sais que je vais me faire livrer, je recherche déjà dans mon appli quels plats vont convenir (voir fiche pratique *En Livraison*) et je les note dans mon agenda. Si je suis chez moi, par exemple, les jours *low carb*, je peux préparer une grande salade avec poulet grillé, avocat, tomates, concombres et un filet d'huile d'olive. Les jours *high carb*, je peux ajouter des pois chiches, des lentilles ou du quinoa à cette même salade (voir fiche pratique *À la Maison*).

Snacks sains pour les hommes d'affaires occupés

Les en-cas sont vitaux dans mon *carb cycling*. J'opte pour des snacks qui sont non seulement faciles à emporter, mais aussi alignés avec mon régime. Des noix et graines pour les jours de faible teneur en glucides ou une petite portion de fruits avec du fromage ou une poignée d'amandes pour les jours de haute teneur. Ces en-cas sont parfaits pour une consommation rapide entre deux réunions.

Exemples de Snacks

- Jours *low carb* : bâtonnets de légumes (céleri, poivron, concombre) avec hummus, tranches de dinde roulées, yaourt grec nature.

- Jours *high carb* : pomme avec beurre d'amande, galettes de riz avec avocat, barres de céréales sans sucre ajouté.

Pour une liste beaucoup plus complète, voir fiche pratique *En-cas*.

Surmonter les obstacles et maintenir la motivation

Face aux défis, comme un déjeuner professionnel imprévu ou une journée particulièrement stressante, je m'adapte. Si un repas riche en glucides s'impose lors d'un jour *low carb*, je l'équilibre avec un dîner plus léger. Et si je succombe à une tentation, je ne me culpabilise pas... mais je m'assure de revenir sur le droit chemin dès le repas suivant !

La motivation, quant à elle, se nourrit de résultats. Je prends des notes sur mes progrès, que ce soit une meilleure gestion de mon poids, une énergie plus stable ou une amélioration de ma concentration au travail. Ces réussites me rappellent pourquoi j'ai choisi le *carb cycling*.

Vous l'aurez compris, l'intégration du *carb cycling* dans votre quotidien est une démarche qui demande de l'organisation et de la flexibilité. Avec de la préparation et en écoutant votre corps, vous parviendrez à faire de ce régime une partie intégrante et gérable de votre vie trépidante d'homme d'affaires.

Chapitre 3
Exercices complémentaires au *carb cycling*

1. L'importance de l'activité physique

Lorsque l'on parle de santé et de bien-être après 40 ans, l'activité physique occupe une place centrale, d'autant plus lorsqu'on associe celle-ci à une stratégie nutritionnelle telle que le *carb cycling*.

Je sais, ce n'est pas du tout évident de caser des séances de sport dans un emploi du temps de ministre... mais, une fois de plus, il faut admettre que passé la quarantaine, ce n'est plus comme avant ! Finies les nuits blanches pour terminer un dossier, finies les journées non-stop avec sandwich, barre chocolatée et une dizaine d'expressos pour tenir... Votre corps a changé, il ne réagira plus comme avant, alors ne le traitez pas de la même manière. Si vous vous adaptez, il restera en forme, et utilisera toutes ses ressources énergétiques au service de votre performance et non pour gérer une gouvernance inappropriée ! Car, oui, lorsque vous vous comportez avec un corps de cinquante ans comme s'il en avait trente, c'est comme si vous demandiez à vos collaborateurs d'assurer des tâches qui ne sont pas dans leur domaine de compétence. Ils vont se débrouiller tant bien que mal, mais au bout d'un moment, ils risquent fort le *burn-out...*

Pourquoi l'exercice est-il crucial après 40 ans ?

Avec l'âge, le corps subit naturellement une perte de masse musculaire et une baisse du métabolisme basal. *L'exercice physique devient alors essentiel* pour contrer ces effets. Vous n'avez pas le choix si vous voulez préserver votre masse musculaire, renforcer votre densité osseuse et maintenir l'élasticité de vos articulations. De plus, l'activité physique régulière va booster votre métabolisme et favoriser l'équilibre hormonal. Ces deux éléments sont fondamentaux pour opérer une gestion efficace du poids.

Types d'exercices recommandés

Les types d'exercices recommandés sont ceux qui combinent entraînement cardiovasculaire et musculation. Le cardio, comme la marche rapide, la course, le vélo ou la natation, est vital pour la santé cardiaque et la combustion des graisses. La musculation, quant à elle, peut se faire avec des poids, des machines ou même avec le poids du corps. (Pompes, tractions, etc.)

Des pratiques comme le yoga ou le Pilates sont également bénéfiques pour maintenir la flexibilité et la force du corps.

Ensuite, vous allez ajouter à cela quelques séances d'entraînement de votre sport favori. Souvenez-vous du plaisir que vous aviez pu avoir, enfant, à faire des parties de foot dans la cour de récré, de handball au cours d'EPS, de judo ou de natation… Il sera alors très simple de renouer avec ces heures joyeuses en déterminant les meilleurs moments de la semaine pour pratiquer votre sport favori, et en fixant les horaires d'entraînement dans votre agenda, comme vous le feriez pour un rendez-vous d'affaire. C'est en réalité un rendez-vous de la plus haute importance : un rendez-vous avec vous-même.

Construire une routine d'exercices réalisable

Pour intégrer l'exercice dans un emploi du temps chargé, je recommande de commencer par des séances courtes et régulières. Seulement vingt minutes par jour peuvent faire une différence significative. Planifier les séances d'entraînement comme n'importe quel autre rendez-vous d'affaires est une stratégie qui a fait ses preuves. Cela pourrait se traduire par une séance de musculation le matin, une promenade rapide lors de la pause-déjeuner, ou une session de yoga en fin de journée.

L'astuce est de trouver des activités physiques qui vous plaisent et de les varier pour maintenir l'intérêt et l'engagement. Je vous encourage à écouter votre corps et à adapter des routines d'exercice pour répondre à ses besoins. N'oubliez pas cela : *vous devez viser la constance plutôt que la perfection.*

On pourra tourner les choses dans tous les sens, l'activité physique est un pilier qui, combiné avec le *carb cycling*, forge un chemin robuste vers une meilleure santé et une meilleure forme.

Alors *établissez une routine réalisable et agréable* : l'exercice deviendra non seulement une habitude, mais également un plaisir.

2. Combinaison d'exercices et de *carb cycling*

Le succès de cette méthode réside dans la synergie que vous allez faire naître entre l'exercice physique et votre alimentation *carb cycling*. Voici comment j'ai adapté mes entraînements pour maximiser l'efficacité de mon plan alimentaire.

Exercices pour maximiser la combustion des graisses

Pour les jours à faible teneur en glucides, je privilégie l'entraînement en endurance et à jeun si possible, pour encourager mon corps à puiser dans les réserves de graisse comme source d'énergie. Une séance de cardio ou de HIIT, tôt le matin, stimule le métabolisme et augmente la combustion des graisses tout au long de la journée. En revanche, les jours à haute teneur en glucides, je me concentre sur la musculation et les entraînements de haute intensité : c'est là que vous faites votre sport favori et que vous devez avoir le sentiment de vous dépasser. À ce moment-là, non seulement, vous brûlez beaucoup de calories, mais vous augmentez aussi votre masse musculaire et donc vous renforcez considérablement ce fameux « métabolisme au repos », celui qui va arrêter enfin de stocker les graisses dans votre abdomen ! (Voir fiche pratique *Exercices physiques*)

Synchronisation avec le plan alimentaire

Je planifie mes séances d'entraînement et je fais coïncider les jours *high carb*. Les glucides complexes consommés ces jours-là me donnent l'énergie nécessaire pour des entraînements intenses et favorisent la récupération musculaire. Après une séance d'entraînement, un repas riche en protéines et en glucides aide à réparer les muscles et à reconstituer les réserves de glycogène. (Voir fiche pratique *High Carb*)

Surmonter les plateaux de perte de poids

Au début, on est motivé, on perd du poids, c'est génial, on continue. Puis vient un moment pénible : celui où l'aiguille de la balance s'arrête de descendre. Vous êtes au beau milieu de ce qu'on appelle un « plateau de perte de poids ». Il ne faut pas se décourager, il faut tenir bon, garder le cap. Sachez que ces plateaux sont fréquents et tout à fait normaux, mais ils peuvent être terriblement décourageants. Je suis arrivé à les surmonter de cette manière : je me suis mis à varier mon programme d'entraînement, augmentant l'intensité ou changeant de type d'exercices pour surprendre mon corps. J'ai pu aussi ajouter parfois des séances d'intervalles ou changer l'ordre des exercices dans ma routine, ce qui s'est avéré très efficace.

Ajustements et écoute du corps

Si je me sens fatigué ou si ma performance stagne, il faut prendre cela comme un signal. Peut-être faut-il augmenter les jours de repos ou les jours *high carb*. À vous de voir et de tester.

C'est en étant attentif à ces signaux que vous continuerez à progresser vers vos objectifs de fitness.

3. L'exercice au milieu d'un agenda surchargé

Pour les hommes d'affaires ayant des emplois du temps chargés, il est essentiel d'intégrer des exercices rapides et efficaces qui peuvent se fondre dans un quotidien bien rempli. Si vous êtes souvent en déplacement, vous pouvez très bien choisir des exercices faisables n'importe où et ne nécessitant aucun équipement.

Concernant les séances d'entraînement, je vous conseille de réserver des créneaux fixes pour l'exercice dans votre agenda comme pour tout autre rendez-vous important. Rappelez-vous bien que la constance prime sur l'intensité.

Vous pouvez aussi très facilement intégrer de petits moments d'activité physique tout au long de la journée, comme prendre les escaliers au lieu de l'ascenseur, se déplacer à pied quand cela peut se faire en moins d'une demi-heure, garer sa voiture loin de l'endroit où l'on se rend ou descendre quelques stations de métro avant pour finir à pied… Tout cela peut également contribuer à votre bonne santé.

Enfin, vous devez considérer que le repos et la récupération sont à la fois indispensables pour l'efficience de vos exercices, mais aussi pour la perte de la graisse abdominale. En effet, de nombreuses études ont démontré que la restriction de sommeil a été associée à une augmentation de la consommation calorique sans modification de la dépense énergétique liée à l'activité ou des concentrations de leptine et de ghréline. L'augmentation de l'apport calorique sans augmentation de la dépense énergétique peut même contribuer à l'obésité chez les personnes exposées à une restriction de sommeil à long terme[7]. Alors, de grâce, organisez-vous sans plus attendre pour dormir entre sept et neuf heures par nuit, en fonction de ce que votre corps vous recommande.

(Voir fiche pratique *Exercices physiques*).

Chapitre 4
Gestion du stress et bien-être mental

1. Comprendre l'impact du stress

Comprendre l'impact du stress sur notre corps et notre esprit est un aspect crucial du maintien d'un poids santé et d'une vie équilibrée, en particulier pour les hommes d'affaires souvent soumis à des niveaux de stress élevés en raison de leurs emplois du temps chargés et des responsabilités qui pèsent sur leurs épaules.

Stress et prise de poids

Le stress affecte notre corps de multiples manières, et sa relation avec la prise de poids est particulièrement complexe. Lorsque nous sommes stressés, notre corps produit davantage de cortisol, une hormone qui augmente l'appétit et incite notre corps à stocker plus de graisse, particulièrement autour de l'abdomen. Cette réaction était bénéfique pour nos ancêtres qui avaient besoin de réserves d'énergie en période de danger, mais dans notre monde moderne, où le stress est souvent psychologique et chronique, cette réponse physique peut mener à une prise de poids inutile.

Le stress peut également altérer nos habitudes alimentaires. La recherche de confort dans la nourriture, souvent riche en sucre et en gras, est une réponse commune au stress. Cela peut conduire à un cycle de suralimentation émotionnelle, où nous mangeons non pas par faim, mais pour apaiser nos émotions.

Techniques de gestion du stress

Heureusement, il existe plusieurs techniques efficaces pour gérer le stress. Des méthodes de relaxation comme la méditation et la respiration profonde peuvent aider à réduire la production de cortisol et à améliorer notre réponse au stress. La pratique régulière de ces techniques peut conduire à une réduction générale du stress et à une meilleure gestion du poids.

L'exercice physique est une autre méthode puissante pour combattre le stress. L'activité physique régulière libère des endorphines, des substances chimiques dans le cerveau qui sont des analgésiques naturels et améliorent l'humeur. Que ce soit une séance intense de HIIT ou une marche paisible, l'exercice peut être un excellent moyen de briser le cycle du stress et de la prise de poids.

La gestion du temps est également cruciale. Pour les hommes d'affaires, apprendre à dire non, déléguer des tâches lorsque c'est possible et fixer des limites claires entre le travail et la vie personnelle peut réduire significativement le stress quotidien.

Le lien entre bien-être mental et perte de poids

Le bien-être mental joue un rôle majeur dans la gestion du poids. Lorsque nous nous sentons bien mentalement, nous sommes plus susceptibles de faire des choix alimentaires sains et d'avoir la motivation nécessaire pour l'exercice physique. Un bon état mental aide à maintenir un niveau d'énergie élevé et une meilleure résilience face aux défis, y compris ceux liés au poids. Il est donc essentiel pour les hommes d'affaires de trouver des stratégies pour maintenir leur bien-être mental. Cela peut inclure la recherche d'un équilibre travail/vie personnelle, la connexion avec des proches, et la poursuite d'activités qui apportent de la joie et du sens à leur vie.

Vous l'aurez compris, le stress peut être un facteur important dans la prise de poids, mais en adoptant des techniques de gestion du stress et en accordant de l'importance à votre bien-être mental, vous pouvez rompre ce lien. En tant qu'hommes d'affaires, nous pouvons en intégrant ces pratiques non seulement améliorer notre santé physique, mais aussi augmenter notre efficacité professionnelle et notre satisfaction personnelle.

2. Méditation et pleine conscience

Pratiquant la méditation de pleine conscience depuis plus de vingt ans, je peux témoigner de son impact profond et transformateur, non seulement sur ma vie personnelle, mais également dans ma carrière professionnelle. La méditation n'est pas seulement une pratique spirituelle ; c'est un outil puissant pour gérer le stress, améliorer la concentration et cultiver la présence de votre esprit.

J'ai commencé la méditation comme une simple technique pour soulager le stress. C'était un moment que je m'accordais chaque jour pour faire une pause dans le tourbillon de la vie d'un jeune homme d'affaires dynamique. La méditation m'a appris à m'ancrer dans l'instant présent, à observer mes pensées sans jugement et à calmer mon esprit agité. Peu à peu, cette pratique est devenue la fondation de ma stabilité intérieure.

Incorporer la pleine conscience dans la routine quotidienne peut paraître intimidant au début, mais la beauté de cette pratique réside dans sa simplicité. Cela peut commencer par quelques minutes de respiration consciente chaque matin. En respirant profondément, en observant l'air entrer et sortir, je centre ma journée sur un état de calme et de clarté.

Au fil du temps, j'ai étendu cette pratique à d'autres moments de la journée : en prenant un café, en marchant pour aller à une réunion, ou même en écoutant un collègue. Chaque action devient une opportunité de pratiquer la pleine conscience, de me ramener au moment présent, où je trouve ma plus grande source de paix et de productivité.

En tant qu'homme d'affaires, la méditation de pleine conscience s'est avérée être un avantage concurrentiel. Les séances de méditation régulières ont aiguisé ma concentration et ma capacité à gérer des situations stressantes avec plus de calme. Dans les négociations, j'utilise la pleine conscience pour rester centré et réactif, plutôt que de me laisser emporter par les émotions.

Lorsque je suis confronté à des décisions difficiles, la méditation me permet de faire une pause, d'évaluer les options avec une clarté d'esprit, ce qui mène à des choix plus réfléchis. J'ai également découvert que la pleine conscience améliore ma communication avec mes employés, favorisant une atmosphère de travail empathique et attentive.

Après deux bonnes décennies de pratique, la méditation est bien plus qu'une habitude. Elle est devenue une partie intégrante de qui je suis - un homme d'affaires, certes, mais aussi un individu pleinement conscient de ses pensées, de ses actions et de leur impact sur le monde qui l'entoure. La pleine conscience n'est pas une évasion du monde des affaires ; c'est un chemin vers une participation plus engagée et plus équilibrée dans tous les aspects de la vie.

Mais sachez que la méditation de pleine conscience est efficace sur le long terme et lorsque vous avez pu pratiquer dans des périodes où vous allez plutôt bien. C'est quand vous n'êtes pas aux prises avec votre stress que vous pouvez vous entraîner à la pleine conscience. Ensuite, si vous êtes confronté à un stress ou des événements anxiogènes, vous aurez la capacité de pratiquer la pleine conscience et cela aura un effet positif immédiat.

Les techniques de respiration sont beaucoup plus accessibles en cas de crise : cherchez sur YouTube des exercices de cohérence cardiaque. Ils sont très courts et très efficaces. Vous trouverez facilement aussi des exercices de respiration « carrée », « 4-7-8 » ou abdominale.

3. Équilibre vie professionnelle/vie personnelle

Définir des limites saines entre notre vie professionnelle et notre vie privée est essentiel pour maintenir un équilibre sain. C'est une question de qualité de vie et de préservation de notre santé mentale et physique. Pour moi, cela signifie des heures de travail définies et le respect de mon temps personnel. J'ai appris à dire non à des engagements supplémentaires qui empiéteraient sur mon espace privé, et à déléguer des tâches pour ne pas me surcharger inutilement.

L'importance de la détente et du loisir ne doit pas être sous-estimée. Ces moments permettent à notre esprit de se reposer et à notre créativité de s'épanouir. Que ce soit la lecture, les concerts, le sport ou toute autre passion, il est vital de s'accorder régulièrement des pauses. Personnellement, je m'assure de consacrer du temps au piano, qui est pour moi une source de joie, de calme et de créativité.

Construire un réseau de soutien est également fondamental. S'entourer de personnes de confiance, qui comprennent les défis auxquels nous sommes confrontés et qui peuvent offrir un soutien émotionnel ou pratique, est crucial. Cela inclut la famille, les amis et les collègues. J'ai établi des relations solides qui m'apportent soutien et perspective, ce qui est précieux dans les moments de doute ou de stress.

En fin de compte, ces pratiques me permettent de mieux gérer mon temps, d'accroître ma productivité et de profiter pleinement de chaque aspect de ma vie. Elles sont la clé de ma capacité à rester performant et heureux sur le long terme.

Chapitre 5
Suivi et évaluation de vos progrès

1. Mesurer votre succès

Pour mesurer le succès dans n'importe quel domaine de la vie, que ce soit professionnel ou personnel, il est essentiel de fixer des objectifs réalistes, de suivre ses progrès et de comprendre les résultats. C'est un processus que j'ai appliqué et affiné tout au long de ma carrière, et qui a prouvé son efficacité à maintes reprises.

Fixer des objectifs réalistes

Tout commence par la fixation d'objectifs clairs et atteignables. Ces objectifs doivent être spécifiques, mesurables, acceptés, réalistes et temporellement définis (SMART). Par exemple, plutôt que de dire « je veux être plus riche », je fixe un objectif comme « augmenter les revenus de mon entreprise de 10 % dans les 12 prochains mois ». Cet objectif SMART me donne une cible précise vers laquelle diriger mes efforts.

Suivre vos progrès

Le suivi des progrès est une étape indispensable pour mesurer le succès. Cela implique de mettre en place un système de suivi régulier, que ce soit à travers des rapports hebdomadaires, des tableaux de bord de performance ou des journaux de progrès. Dans mon cas, j'utilise un mélange de ces outils pour suivre divers indicateurs clés de performance qui sont directement liés à mes objectifs.

Au-delà des chiffres et des données, le suivi de mes progrès inclut une réflexion personnelle. Chaque semaine, je prends le temps de réfléchir à ce qui a fonctionné, à ce qui n'a pas fonctionné et aux ajustements que je pourrais faire pour améliorer mes résultats.

Comprendre et interpréter les résultats

Une fois que les données sont collectées, l'étape suivante est d'analyser et de comprendre ce qu'elles signifient. Cela va au-delà de la surface des chiffres pour explorer les tendances, les corrélations et les causes sous-jacentes. Je me pose des questions telles que : « Les stratégies que j'ai mises en place donnent-elles les résultats escomptés ? », « Y a-t-il des domaines inattendus de succès ou d'échec ? », « Quelles histoires ces données me racontent-elles ? »

Parfois, les résultats peuvent être déroutants ou même décevants. C'est dans ces moments que la véritable interprétation des résultats devient essentielle. Je dois déterminer si un objectif non atteint est dû à des facteurs externes, à des estimations irréalistes ou à des stratégies mal conçues. De même, un succès inattendu peut révéler des opportunités jusqu'alors ignorées.

En somme, exactement comme dans la gestion d'une entreprise, le suivi et l'évaluation des progrès sont des composantes cruciales de la réalisation des objectifs et de la mesure du succès. Ils demandent rigueur, honnêteté et parfois la volonté de remettre en question ses propres préjugés et attentes. Mais avec une approche systématique, ils peuvent transformer des objectifs ambitieux en réalisations concrètes, et même surpasser ce que nous avions imaginé possible. C'est une approche qui a fait ses preuves pour moi et qui, je l'espère, pourra servir d'exemple à d'autres dans leurs propres parcours vers le succès.

2. Ajustements et modifications du plan

Le *carb cycling* est une stratégie nutritionnelle flexible qui peut être ajustée selon les réactions de votre corps et les changements de votre style de vie. Comprendre quand et comment modifier votre plan est crucial pour progresser, surmonter les plateaux et répondre aux changements corporels.

Quand et comment ajuster votre plan de *carb cycling*

Un ajustement peut s'avérer nécessaire lorsque vous n'observez plus de résultats après une période prolongée, généralement de deux à trois semaines. Ce peut être le signe que votre corps s'est adapté et qu'il est temps de revisiter votre apport calorique et vos macros. Commencez par revoir la quantité de glucides consommés les jours bas et hauts en glucides. Il se peut que vous ayez besoin d'augmenter légèrement les glucides les jours hauts pour booster votre métabolisme, ou les réduire si vous ne perdez pas de poids.

Surmonter les plateaux

Les plateaux sont une partie naturelle de tout régime de perte de poids. Ils signalent souvent que votre corps s'est habitué à votre régime alimentaire actuel. Pour les surmonter, vous pouvez expérimenter avec le timing de vos jours hauts et bas en glucides. Si vous suiviez auparavant un schéma de deux jours bas en glucides suivis d'un jour haut, essayez de passer à trois jours bas et un jour haut. Varier l'exercice en conjonction avec le *carb cycling* peut aussi aider à briser le plateau, en augmentant l'intensité ou en changeant le type d'exercice.

Réponses aux changements corporels et de style de vie

Votre plan de *carb cycling* doit s'adapter à votre vie, et non l'inverse. Si votre niveau d'activité physique augmente, par exemple si vous commencez un nouvel entraînement, vous aurez besoin de plus de glucides les jours d'entraînement pour alimenter vos séances et soutenir la récupération. À l'inverse, si vous devenez moins actif, une réduction des jours hauts en glucides pourrait être appropriée.

De plus, soyez attentif aux signaux de votre corps. Si vous vous sentez fatigué, irrité ou si vous avez faim tout le temps, cela peut indiquer que votre apport en glucides est trop bas. Si vous prenez du poids ou si vous vous sentez gonflé, cela peut signifier que votre apport en glucides est trop élevé.

En somme, l'ajustement de votre plan de *carb cycling* devrait être une approche réactive et intentionnelle, alignée sur les signaux de votre corps et les exigences de votre vie. C'est en restant attentif à ces signes et en étant prêt à s'adapter que vous pourrez maintenir les progrès et continuer à avancer vers vos objectifs de santé et de forme physique.

3. Témoignages et études de cas

Il y a quelques années, lors d'une conférence sur le bien-être et la nutrition, j'ai rencontré Marc, un comptable de cinquante ans dont l'histoire de réussite en *carb cycling* m'a profondément marqué. Marc était un homme jovial, avec une énergie contagieuse et une passion pour la vie qui illuminait la salle. Il nous raconta avec humour son voyage de perte de poids, parsemé d'anecdotes croustillantes et de péripéties dignes d'une comédie.

Marc commença par décrire sa vie avant le *carb cycling* comme "une série d'engagements autour de la pizza et de la bière", plaisantant sur le fait qu'il était un expert en "levage de fourchette". Son déclic survint un matin, en tentant de nouer ses lacets, une tâche devenue étonnamment éprouvante. C'est là qu'il prit la résolution de changer de vie. Décidant d'embrasser le *carb cycling*, Marc n'était pas conscient du périple amusant et révélateur qui l'attendait.

Il nous parla de ses premiers jours en *carb cycling*, qu'il comparait à un jeu de Tetris avec de la nourriture, tentant d'assembler les bons blocs de nutriments à la bonne place. Il se souvint de son premier jour bas en glucides, lorsqu'il avait contemplé un unique grain de riz pendant un déjeuner d'affaires, luttant contre la tentation d'engloutir le plat entier de son collègue.

Marc s'enthousiasma en partageant ses succès, comme la fois où il découvrit que son pantalon fétiche lui tombait des hanches, ou lorsque son énergie décuplée lui permit de grimper trois étages sans perdre son souffle. Chaque histoire était teintée d'autodérision et de véritables enseignements sur l'importance de la persévérance et de l'auto-compassion.

L'une de ses anecdotes les plus hilarantes fut sa participation à un marathon de vélo. L'ayant confondu avec une promenade décontractée, il se retrouva en compétition avec des cyclistes vêtus de lycra. Il termina la course, certes loin derrière, mais avec la fierté d'avoir persévéré et une foule l'acclamant comme un héros.

À travers les éclats de rire, Marc transmit des leçons précieuses. Il apprit l'importance d'ajuster son alimentation à son mode de vie actif et non l'inverse, comment écouter son corps et surtout, la nécessité de trouver de la joie dans chaque petit progrès. Il encouragea l'auditoire à voir le *carb cycling* non comme un régime, mais comme un cheminement vers une vie plus saine et équilibrée.

L'histoire de Marc nous inspira tous. Elle nous rappela que derrière chaque défi se cache une opportunité de croissance, d'apprentissage et souvent, une bonne dose de rire. Son parcours prouva que le changement est possible à tout âge et que l'humour peut être le meilleur compagnon sur le chemin de la santé et du bien-être.

Après les rires et les applaudissements suscités par l'histoire de Marc, la salle se remplit d'une atmosphère chaleureuse et curieuse, prête à entendre d'autres récits transformateurs. C'est alors que Sarah, une jeune entrepreneure dynamique, prit la parole. Avec une vivacité pétillante, elle nous narra comment le *carb cycling* l'avait aidée à surmonter le syndrome de l'ovaire polykystique (SOPK). Sarah, avec une pointe d'humour, nous expliqua qu'elle gérait deux startups : son entreprise et son métabolisme.

Elle se rappela la première semaine, la décrivant comme « un rendez-vous galant avec des brocolis ». Mais elle s'était rapidement adaptée, découvrant des recettes savoureuses et innovantes. Elle plaisanta sur sa découverte que le chou-fleur pouvait se déguiser en tant que riz, purée, et même en pizza, ce qui était « une forme de tromperie végétale acceptée ».

L'impact du *carb cycling* sur sa santé fut spectaculaire. Ses niveaux d'énergie s'étaient stabilisés, ses symptômes du SOPK s'étaient atténués et elle se sentait « comme une super-héroïne, sauf que mon super-pouvoir était de résister à la tentation des cupcakes ». Ses mots encouragèrent nombre de femmes dans la salle, illustrant qu'avec détermination et créativité, on pouvait transformer un défi de santé en une victoire personnelle.

La troisième histoire fut celle d'Alain, un enseignant à la retraite. Lui, d'ordinaire réservé, partagea avec une candeur touchante comment le *carb cycling* l'avait aidé à retrouver son amour pour les soirées dansantes. Alain avait toujours été un danseur passionné, mais avec le temps, son corps ne suivait plus le rythme. Lorsqu'il commença le *carb cycling*, c'était avec le scepticisme d'un académicien, doutant de ces « jongleries nutritionnelles ».

Pourtant, ses doutes s'évanouirent quand il réalisa qu'il pouvait à nouveau « swinguer sans s'essouffler ». Il se mit à rire en se remémorant sa surprise et sa joie lorsqu'il avait pu danser toute une nuit lors d'un bal de tango, sans se sentir comme un « papy fatigué ». Son témoignage fut empreint d'une tendre nostalgie et d'un renouveau de passion.

Les histoires de Sarah et d'Alain, tout comme celle de Marc, tissèrent un tableau vivant de transformation personnelle. Elles illustrèrent avec éclat comment le *carb cycling*, au-delà de la nutrition, est un voyage d'auto-découverte, un moyen d'harmoniser son corps et ses ambitions, et de retrouver les joies simples de la vie. Ces témoignages ne furent pas seulement des récits de perte de poids, mais des célébrations de la vie retrouvée et des passions ravivées.

Chapitre 6
Maintenir votre nouveau mode de vie

1. Construire des habitudes durables

Adopter un nouveau mode de vie n'est pas un sprint, mais plutôt un marathon nécessitant la construction de fondations solides pour les habitudes durables. La transition vers une alimentation cyclique en glucides ne fait pas exception. Il s'agit d'un engagement à long terme qui demande de la discipline et un véritable changement dans la façon dont nous percevons la nourriture et l'exercice.

Premièrement, il est crucial de se rappeler que le *carb cycling* n'est pas un régime temporaire, mais une approche nutritionnelle qui peut être adaptée et personnalisée indéfiniment. L'idée est de faire de la consommation consciente de macronutriments une seconde nature. Cela signifie choisir des aliments non seulement pour leur goût, mais aussi pour la façon dont ils nourrissent le corps et soutiennent vos objectifs de fitness et de santé.

Pour éviter les rechutes, il est important de ne pas se restreindre excessivement. S'accorder des repas de triche planifiés peut aider à maintenir l'équilibre et éviter les sentiments de privation qui mènent souvent à l'abandon des bonnes habitudes. L'essentiel est de revenir au plan initial sans culpabilité après ces écarts.

Enfin, pour rester engagé, fixez-vous des objectifs clairs et mesurables. Qu'il s'agisse de perdre un certain poids, d'améliorer vos performances sportives ou de vous sentir mieux dans votre peau, chaque objectif est un moteur de motivation. Gardez une trace de vos progrès, que ce soit à travers une application, un journal ou même des photos avant/après. Cela vous permettra non seulement de voir jusqu'où vous êtes venu, mais aussi de planifier où vous souhaitez aller.

Et n'oubliez pas, le soutien est crucial. Entourez-vous de personnes qui comprennent et soutiennent votre mode de vie, que ce soient des amis, de la famille ou une communauté en ligne. Leurs encouragements peuvent faire la différence les jours où votre motivation faiblit. Avec ces éléments en place, votre voyage vers un mode de vie sain et actif devient non seulement réalisable, mais aussi gratifiant.

2. Nutrition avancée pour hommes d'affaires

Pour nous, hommes et femmes d'affaires, approfondir nos connaissances en nutrition est un investissement qui enrichit notre performance professionnelle autant que notre bien-être personnel. C'est une quête permanente, car nos corps et nos besoins évoluent avec le temps et notre compréhension de la nutrition s'affine avec les avancées de la recherche.

S'informer sur les nutriments essentiels, comprendre l'impact des différents macronutriments et apprendre à décoder les étiquettes alimentaires ne sont que le début. La vraie maîtrise vient de l'application de cette connaissance à notre vie quotidienne, en adaptant notre alimentation à l'évolution de nos besoins. Avec l'âge, le stress, ou les changements de rythme de vie, nos besoins nutritionnels changent. Il se peut que ce qui fonctionnait pour nous à trente ans ne soit plus adéquat à cinquante.

C'est pourquoi une veille constante sur les dernières tendances et recherches en nutrition est primordiale. Qu'il s'agisse des bénéfices des régimes anti-inflammatoires, de l'impact du jeûne intermittent sur la productivité, ou des dernières découvertes sur le microbiome intestinal, rester à la pointe de la nutrition peut transformer notre façon de manger en un puissant outil de performance.

Cependant, il est crucial de rester critique et de ne pas suivre chaque nouvelle tendance sans un examen approfondi. Chaque individu est unique et la nutrition est hautement personnalisable. C'est en testant et en apprenant à écouter notre corps que nous pouvons réellement bénéficier des avancées dans ce domaine.

Il est donc conseillé de consulter des professionnels de la nutrition, de participer à des ateliers ou à des séminaires, et de lire des publications scientifiques pour conserver une alimentation qui soutient nos ambitions. Adapter notre alimentation à nos besoins en constante évolution n'est pas seulement un acte de maintien de la santé, mais aussi une stratégie d'affûtage de notre plus précieux outil : Notre esprit.

3. **Planifier pour l'avenir**

Planifier pour l'avenir, c'est comme tracer une carte pour un voyage qui dure toute la vie, surtout après avoir passé le cap des 40 ans. Ce n'est pas simplement une question d'atteindre de nouveaux sommets professionnels ou personnels, mais plutôt de naviguer à travers les changements de la vie avec agilité et résilience.

Se fixer de nouveaux objectifs est vital. Ces objectifs peuvent concerner la carrière, la santé, la famille ou des passions personnelles. Ils doivent refléter non seulement nos ambitions, mais aussi nos valeurs et ce qui nous rend véritablement heureux. Après tout, qu'est-ce que le succès si ce n'est la réalisation de ce qui nous tient à cœur ? Par exemple, après 40 ans, je me suis promis de courir un semi-marathon chaque année, non seulement pour rester en forme, mais aussi pour me prouver que l'âge n'est qu'un nombre.

Anticiper et gérer les changements de la vie est également crucial. La quarantaine peut apporter des changements professionnels, des évolutions familiales ou même des défis de santé inattendus. Plutôt que de réagir à ces changements, je préfère les anticiper. Je réévalue mes plans financiers, ma sécurité d'emploi, ma santé et mes relations régulièrement. Cette évaluation proactive me permet d'adapter ma stratégie de vie avant que la nécessité ne s'impose.

Vivre pleinement et sainement à la cinquantaine ne devrait pas être vu comme une contrainte, mais comme une opportunité d'embrasser la maturité avec vigueur et sagesse. C'est le moment de profiter des fruits de notre travail, d'approfondir des relations significatives et de poursuivre des passions avec l'assurance que seule l'expérience peut donner.

Avec cette perspective, chaque nouvelle décennie devient une célébration de la vie. Les plans pour l'avenir ne sont pas gravés dans la pierre, mais écrits sur du sable, prêts à être redessinés selon les marées de la vie. C'est avec cette flexibilité et cette anticipation que je planifie pour demain, en m'assurant de vivre chaque jour avec plénitude et santé.

Conclusion

Mon voyage avec le *carb cycling* a été une véritable révélation, une aventure qui a remodelé non seulement ma silhouette, mais également ma conception de la vie « saine ». Ce parcours m'a enseigné la discipline, la flexibilité et l'importance de l'écoute de mon corps. Chaque phase de basse et haute consommation de glucides a été un pas de plus vers une meilleure compréhension de mes besoins nutritionnels et un équilibre plus harmonieux entre ma vie professionnelle exigeante et ma santé.

Regardant vers l'avenir, je suis convaincu que les principes du *carb cycling* continueront de guider mes choix alimentaires. La capacité à s'adapter et à modifier l'apport en glucides en fonction de mes activités et de mon métabolisme est un atout que je continuerai d'exploiter. Ce n'est pas la fin d'un régime, mais la poursuite d'un mode de vie qui favorise le bien-être et la vitalité.

Fiches pratiques

Exercices physiques

- **Choisir des exercices à haute intensité** : Les entraînements par intervalles de haute intensité (appelés HIIT pour *High Itensity Interval Training*) sont parfaits pour les personnes qui manquent de temps. Ces sessions peuvent durer de 15 à 30 minutes et ont l'avantage de brûler beaucoup de calories en peu de temps.

- **Planification des séances** : Réserver des créneaux fixes pour l'exercice dans votre agenda comme pour tout autre rendez-vous important.

- **Exercices au poids du corps** : Des exercices comme les pompes, les squats et les planches peuvent être faits n'importe où et ne nécessitent aucun équipement.

- **Restez motivé** : Fixez-vous des objectifs clairs et réalisables, et suivez vos progrès. Avoir un partenaire d'entraînement ou un coach peut également augmenter la motivation.

- **Prévention des blessures** : Ne négligez pas l'échauffement avant et les étirements après vos exercices pour minimiser les risques de blessures.

- **Gestion de la récupération** : La récupération est aussi importante que l'entraînement lui-même. Assurez-vous de dormir suffisamment et envisagez des activités de récupération actives comme le yoga ou la natation.

En plus de cette routine quotidienne, vous devez ajouter quelques séances d'entraînement qui vous donneront du plaisir et de la vitalité. Choisissez quelques-uns de vos sports préférés et planifiez au moins 3 séances par semaine.

- **Pratique d'un sport que vous aimez** : course à pied, natation, foot, judo, basket, promenades à vélo... Faites-vous plaisir !

Low Carb

Jours sans entraînement sportif

Les jours sans sport sont des jours à faible teneur en glucides, il faut bannir les aliments et plats riches en glucides.

Voici une liste de *ce qu'il faut exclure* ces jours-là :

- **Pain et produits de boulangerie :** Pains blancs, baguettes, croissants, biscuits, muffins, etc.
- **Pâtes blanches :** Tagliatelle, penne, lasagnes, etc.
- **Riz :** Riz blanc, riz à sushi, paellas, riz pilaf, risotto, etc.
- **Céréales :** Céréales sucrées, corn flakes, muesli, porridge, etc.
- **Tubercules :** Pommes de terre, frites, purée, chips, patates douces en grandes quantités, etc.
- **Légumes riches en glucides :** Maïs, petits pois, courges, carottes cuites, betteraves.
- **Produits transformés :** Plats préparés, fast-food, sauces industrielles, ketchup, mayonnaise industrielle, barres de céréales sucrées, céréales soufflées, crackers, snacks industriels, etc.

- **Légumineuses :** Haricots, lentilles et pois chiches en grandes quantités (en petite quantité, ils peuvent être intégrés selon le plan de Carb Cycling).
- **Produits laitiers :** Yaourts aux fruits, yaourts aromatisés, crèmes-dessert, lait entier ou aromatisé.
- **Fruits sucrés :** Bananes, raisins, mangues, cerises, ananas, dattes sèches, figues sèches, raisins secs, etc.
- **Sucreries :** Bonbons, chocolat sucré, confiserie, pâtisseries, glaces, etc.
- **Boissons sucrées :** Sodas, jus de fruits, boissons énergétiques, bière, vin doux, alcools forts, lattes sucrés, etc.

High Carb

Jours avec entraînement sportif (3 par semaine minimum)

Lors des jours où vous pratiquez votre sport favori sont des jours à haute teneur en glucides dans le cadre d'un régime *carb cycling*. Vous pouvez intégrer une variété d'aliments riches en glucides complexes et en fibres, qui offrent une libération d'énergie plus lente et soutenue.

Voici une liste d'aliments auxquels vous avez le droit :

- **Céréales complètes** : Riz complet, riz brun ou basmati, quinoa, boulgour, orge, sarrasin, avoine.
- **Pâtes complètes** : Pâtes à base de blé entier ou d'autres céréales complètes.
- **Pain complet** : Pain de seigle, pain aux céréales, pain de blé entier.
- **Légumineuses** : Lentilles, pois chiches, pois cassés, haricots noirs, rouges, ou blancs, *mais en quantités contrôlées pour ne pas dépasser les macronutriments définis.*
- **Tubercules et racines** : Pommes de terre avec la peau, patates douces, igname, manioc.

- **Fruits :** Préférez ceux avec un index glycémique bas ou modéré comme les pommes, poires, oranges, et incluez des fruits plus sucrés comme les bananes après des séances d'entraînement.
- **Légumes riches en amidon :** Maïs, pois verts, courges, panais, *en quantités contrôlées.*
- **Flocons d'avoine :** Nature, sans sucre ajouté, idéaux pour le petit-déjeuner ou avant un entraînement.
- **Quinoa et couscous :** Parfaits comme base pour des salades ou des plats chauds.
- **Boissons :** Smoothies aux fruits sans sucre ajouté, préparés avec une base d'eau ou de lait végétal.
- **Desserts sains :** Compotes de fruits sans sucre ajouté, desserts à base de grains entiers ou de fruits naturels.

Rappelez-vous que même pendant les jours hauts en glucides, l'objectif est de *consommer des glucides de qualité* qui alimentent votre corps et soutiennent vos activités physiques. Mais vous devez maintenir chaque jour un apport équilibré en protéines et en graisses saines.

Astuce :

Pour plus de facilité au moment de choisir ce que vous allez manger, vous pouvez télécharger dans votre téléphone un tableau des Index Glycémiques, que vous trouverez facilement sur Internet. Il sera alors facile de le consulter rapidement pour faire votre choix.

Au Restaurant

Italien

- **Salades** : Optez pour une salade *caprese* (tomates et mozzarella) ou une salade verte. Demandez la vinaigrette à part pour contrôler la quantité.

- **Antipasti** : Sélection de charcuteries italiennes (comme le *prosciutto* ou la *bresaola*), des olives, des artichauts grillés et d'autres légumes marinés.

- **Soupes** : Certaines soupes comme le *minestrone* peuvent être adaptées en demandant sans pâtes ou pommes de terre.

- **Viandes et poissons grillés** : Choisissez des plats de viande ou de poisson grillé comme le poulet grillé, l'escalope de veau, ou un filet de poisson.

- **Légumes grillés** : En accompagnement, demandez des légumes grillés ou cuits à la vapeur.

- **Fromage et olives** : Un plateau de fromages italiens avec des olives peut aussi être une option satisfaisante.

- **Café** : Quoi de meilleur qu'un bon expresso italien pour finir son repas et se remettre au travail ?

Évitez les plats à base de pâtes, de riz (comme le risotto), et de pizza pour rester dans les limites de votre régime faible en glucides. N'oubliez pas de vérifier les sauces et les garnitures, car elles peuvent contenir des sucres cachés.

Remplacez avantageusement un dessert par un fromage.

Japonais

Dans un restaurant japonais, trouver des options sans glucides peut être un défi, car la cuisine japonaise inclut souvent du riz et des nouilles. Cependant, voici quelques suggestions :

- **Sashimi** : Tranches de poisson cru sans riz. C'est une excellente source de protéines et elle ne contient pas de glucides.

- **Tartare de thon ou de saumon** : Généralement préparé sans glucides, vérifiez simplement qu'il ne contient pas d'ingrédients comme du riz ou des fruits.

- **Brochettes Yakitori** : Choisissez des brochettes de poulet ou d'autres viandes sans sauce sucrée, car les sauces peuvent contenir des sucres cachés.

- **Salades** : Certaines salades japonaises, comme la salade de choux ou de concombres, peuvent être faibles en glucides. Attention aux vinaigrettes, qui peuvent contenir du sucre.

- **Soupes** : Certaines soupes comme la soupe miso peuvent être faibles en glucides, mais méfiez-vous des morceaux de tofu ou d'algues.

- **Edamame** : Les fèves de soja (edamame) sont une bonne option, mais elles contiennent une petite quantité de glucides.

- **Poissons grillés** : Les poissons grillés comme le saumon ou le maquereau sont souvent servis sans glucides.

Il est toujours judicieux de demander au serveur des informations sur les ingrédients et les options faibles en glucides, car les menus peuvent varier d'un restaurant à l'autre.

Indien

- **Tandoori** : Viandes (comme le poulet, l'agneau) ou poissons marinés dans des épices et cuits dans un four Tandoori. Assurez-vous qu'il n'y a pas de marinade à base de yaourt sucré.

- **Kebabs** : Différents types de kebabs (comme le *Seekh Kebab*) sont des bonnes options protéinées.

- **Currys** : Choisissez des currys avec une base de sauce claire ou de tomate, comme le *Rogan Josh* (agneau) ou le *Jalfrezi* (poulet, agneau ou crevettes). Évitez les currys à base de crème ou de noix de coco, car ils peuvent être plus riches en glucides.

- **Saag** : Plats comme *le Saag Paneer* ou le *Saag Gosht*, qui sont à base d'épinards, peuvent être de bonnes options, à condition qu'ils ne contiennent pas de crème épaisse.

- **Raïta** : Un accompagnement à base de yaourt, bon pour la digestion et faible en glucides, mais en petite quantité.

- **Légumes grillés** : Légumes grillés ou cuits avec des épices, sans sauce ou avec une sauce légère.

Évitez les plats comme le *Biryani*, les *Naans*, les *Parathas*, les *Samosas* et les plats avec des sauces riches et sucrées. Demandez toujours au serveur des informations sur la préparation des plats et les ingrédients.

Chinois

Dans un restaurant chinois, il peut être un peu difficile de trouver des options faibles en glucides, mais voici quelques suggestions :

- **Soupes** : Des options comme la soupe aigre-piquante ou la soupe *wonton* (demandez sans les *wontons* pour une option faible en glucides).

- **Légumes sautés** : Des plats de légumes sautés peuvent être une bonne option, mais assurez-vous qu'ils ne soient pas préparés avec des sauces sucrées ou épaisses.

- **Viandes ou fruits de mer grillés ou sautés** : Choisissez des plats de poulet, de bœuf, de porc ou de fruits de mer sautés. Demandez-les sans sauce sucrée ou demandez la sauce à part.

- **Tofu** : Le tofu est une bonne source de protéines. Choisissez des plats de tofu préparés sans sauces sucrées.

- **Rouleaux de printemps frais** : Si disponibles, choisissez des rouleaux de printemps frais plutôt que frits, et évitez les sauces sucrées.

- **Canard laqué** : Si vous pouvez commander le canard sans la sauce *hoisin* sucrée ou le crêpe, c'est une option délicieuse.

Il est toujours important de demander comment les plats sont préparés et s'il est possible de les adapter. Les sauces épaissies et sucrées sont extrêmement fréquentes dans la cuisine chinoise, donc les éviter est clé pour maintenir une alimentation faible en glucides.

Brasserie

- **Salades** : Optez pour une salade composée avec des protéines (comme du poulet grillé, des crevettes, ou du saumon). Demandez la vinaigrette à part.

- **Viandes ou poissons grillés** : Plats de viande ou de poisson grillé, comme un steak, un filet de poulet ou un filet de poisson, servis avec des légumes grillés ou à la vapeur.

- **Fruits de mer** : Offrez-vous sans restriction un grand plateau de fruits de mer. Mais attention : pas de pain sous votre mayonnaise !

- **Omelettes** : Une omelette avec des légumes et/ou des fromages, si disponible.

- **Charcuterie** : Un plateau de charcuterie peut être une bonne option, mais attention à la teneur en graisses et en sel.

- **Soupes** : Des soupes maison, en évitant celles qui sont à base de pommes de terre, de riz, ou de pâtes.

- **Plats à base de légumes** : Des plats comme les ratatouilles ou les légumes grillés.

- **Fromage** : Un plateau de fromages peut être une option, mais avec modération à cause de la teneur en graisse, et sans pain. Je sais, ça peut être difficile, mais j'ai une astuce : servez-vous d'un fromage à pâte dure comme d'un morceau de pain. C'est même bien meilleur !

- **Café** : un bon expresso pour finir le repas est une très bonne manière de faire comprendre à votre cerveau que le repas est terminé.

N'oubliez pas de demander des précisions sur la préparation des plats pour éviter les sauces et accompagnements riches en glucides. Les options disponibles peuvent varier selon la brasserie.

Vous avez envie d'un dessert ? Optez pour une assiette de fromage !

À l'Hôtel

Petit-déjeuner *low carb* :

- Omelette aux épinards et champignons, préparée avec des œufs entiers.//
- Avocat tranché ou guacamole.
- Tranches de bacon ou de saumon fumé.
- Café noir ou thé sans sucre.

Petit-déjeuner *high carb* :

- Bol de flocons d'avoine préparés avec du lait ou une alternative végétale, agrémenté de fruits comme des bananes et des baies.
- Pain complet ou bagel avec beurre de cacahuète ou confiture.
- Yaourt nature avec un peu de miel.
- Jus d'orange frais ou un smoothie aux fruits.

Ces exemples peuvent être ajustés en fonction des préférences personnelles et des objectifs nutritionnels.

En Soirée

Apéritifs

- **Boissons** : Vin sec, champagne brut, ou cocktails préparés avec de l'alcool fort et des mixers sans sucre comme de l'eau gazeuse aromatisée ou du soda light.

- **À grignoter** : Des olives ou des cornichons, des bâtonnets de légumes comme du céleri, du concombre ou des poivrons, avec une trempette à base de crème aigre ou de guacamole, une sélection de fromages et de charcuterie, en évitant les crackers et le pain, des noix non salées ou des graines.

Il est toujours bon de se renseigner auprès de l'hôte sur les options disponibles et, le cas échéant, de proposer d'apporter un plat ou un en-cas qui s'inscrit dans votre régime alimentaire.

Cocktails

- **Boissons** : Eau pétillante avec un zeste de citron ou de lime, vin sec en quantité modérée, champagne brut, alcool fort (comme le whisky, la vodka, le rhum ou le gin) mélangé avec de l'eau pétillante ou on the rocks, évitez les mélanges sucrés.

- **Amuse-bouches** : Bâtonnets de légumes (comme le céleri et le concombre) avec trempette au fromage bleu ou houmous, olives ou noix assorties (amandes, noix de macadamia, noix du Brésil), charcuterie et fromages, évitez les craquelins ou prenez des options à faible teneur en glucides. Brochettes de viandes ou de fruits de mer comme des boulettes de viande, des crevettes ou des morceaux de saumon fumé, œufs de caille ou œufs durs coupés garnis d'une touche de mayonnaise ou d'herbes.

Dans la Rue

Boulangerie

- **Salade prête à manger** : Certaines boulangeries proposent des salades emballées. Choisissez une option avec des protéines comme du poulet, des œufs, ou du fromage et une vinaigrette à faible teneur en glucides.

- **Fromage ou yaourt** : Certains établissements vendent des portions individuelles de fromage ou de yaourt nature.

- **Noix ou graines** : Un sachet de noix ou de graines peut être une bonne option pour un en-cas rapide et faible en glucides.

- **Boisson protéinée ou café** : Un café avec un peu de lait ou une boisson protéinée peut également servir de petit en-cas.

Sandwicherie

- **Salade sur mesure** : Beaucoup de magasins de sandwichs proposent des salades que vous pouvez personnaliser avec différents types de viandes, de fromages et de légumes sans glucides ajoutés.

- **Sandwich déconstruit** : Commandez un sandwich sans pain et mangez les garnitures enveloppées dans une grande feuille de laitue.

- **Roulés de laitue** : Certains magasins proposent des roulés de laitue avec des garnitures.

- **Boîte protéinée** : Choisissez une boîte avec une sélection de protéines comme du poulet grillé, des œufs durs, du thon et des légumes coupés.

- **Soupes** *low-carb* : Optez pour une soupe à base de bouillon plutôt que des soupes épaissies ou à base de crème.

- **Viandes et fromages** : Demandez des tranches de viande et de fromage, qui sont souvent disponibles pour créer des sandwichs, mais consommez-les sans pain.

Kebab

Dans un restaurant de kebab, pour une option faible en glucides, il est conseillé d'éviter le pain, les frites et les sauces sucrées. Voici ce que vous pouvez demander :

- **Assiette de Kebab sans pain** : Choisissez la viande de kebab servie sur une assiette sans le pain pita ou le sandwich.

- **Salades** : Demandez une salade à la place des frites ou du riz. Certaines salades de kebab comprennent de la laitue, des tomates, des concombres et parfois des olives.

- **Légumes grillés** : Si disponible, optez pour des légumes grillés comme accompagnement.

- **Sauces** : Évitez les sauces sucrées comme le ketchup ou les sauces à base de mayonnaise. Préférez les sauces plus simples comme le yaourt nature ou le *tzatziki*, mais consommez-les avec modération.

- **Viande** : Pour la viande, le poulet, l'agneau ou le bœuf sont généralement de bonnes options, mais assurez-vous qu'ils ne sont pas préparés avec des marinades sucrées.

Sur la Route

Dans une station-service, lorsque vous cherchez des options à faible teneur en glucides, voici quelques suggestions :

- **Noix et graines** : Un sachet de noix ou de graines est une option rapide et facile, riche en bons gras et protéines, avec peu de glucides.

- **Fromage** : Des portions individuelles de fromage comme des bâtonnets de mozzarella ou des mini-portions de fromages variés.

- **Jambon ou saucisson** : Certains emballages individuels de jambon ou de saucisson peuvent être une bonne source de protéines.

- **Œufs durs** : Certains magasins proposent des œufs durs prêts à manger.

- **Yaourt grec ou nature** : Choisissez des yaourts sans sucre ajouté.

- **Légumes pré-découpés ou salades** : Certains magasins de station-service vendent des légumes pré-découpés ou des salades en sachets.

- **Boissons** : De l'eau, de l'eau gazeuse, ou des boissons énergétiques sans sucre.

Gardez à l'esprit que les options disponibles peuvent varier considérablement d'une station-service à l'autre. Il est toujours bon de vérifier les étiquettes pour les teneurs en glucides et en sucre.

Au Bureau

Manger rapidement au bureau nécessite des aliments faciles à consommer et peu salissants. Voici une liste d'options pratiques et généralement saines :

- **Fruits** : Pommes, bananes, clémentines, ou tout autre fruit facile à manger sans préparation.

- **Barres protéinées** : Choisissez des barres avec une faible teneur en sucre et des ingrédients naturels.

- **Noix et graines** : Amandes, noix de cajou, graines de tournesol ou de citrouille, en portions contrôlées.

- **Yaourt grec ou nature** : Une source de protéines rapide, à combiner avec des baies ou des graines de chia pour plus de fibres.

- **Crudités** : Bâtonnets de carotte, tranches de concombre ou tomates cerises, éventuellement accompagnés d'une petite portion de houmous ou de guacamole.

- **Fromage** : Mini-Babybel ou portions individuelles de fromage à pâte dure.

- **Sandwichs complets** : Préparés avec du pain complet, des légumes et une source de protéines maigres comme le poulet ou la dinde.

- **Olives** : Un petit bol d'olives peut être un en-cas savoureux et satisfaisant.

- **Œufs durs** : Faciles à préparer à l'avance et très pratiques.

- **Boisson protéinée** : Un *shake* protéiné peut être une solution rapide pour les journées bien remplies.

- **Rouleaux de printemps ou sashimi** : Pratiques pour manger avec les mains, sans trop de désordre.

- **Salade de quinoa ou de légumes** : Peut être préparée à l'avance et consommée froide.

- **Tartinades sur crackers** : Tartinades de fromage frais ou de beurre de noix sur des crackers complets.

Ces options sont non seulement pratiques pour une consommation rapide au bureau, mais peuvent aussi contribuer à maintenir une alimentation équilibrée pendant une journée de travail chargée.

En Livraison

- **Salade César sans croûtons** : Poulet grillé, laitue romaine, copeaux de parmesan, et vinaigrette César à part.

- **Poke bowl keto** : Base de salade verte, saumon ou thon, avocat, concombre, edamame, avec une sauce soja sans sucre.

- **Burger sans pain** : Burger de bœuf ou de poulet avec fromage, bacon, œuf, salade, et tomate, servi dans une feuille de laitue au lieu du pain.

- **Assiette de charcuterie et fromage** : Une sélection de viandes froides et de fromages, olives et cornichons.

- **Sashimi** : Assortiment de poissons crus sans riz, accompagné de wasabi et de gingembre mariné.

- **Curry vert thaï avec poulet** : Demandez sans sucre ajouté et servez-le sans riz, accompagné de légumes sautés.

- **Omelette aux légumes** : Choisissez des légumes comme des épinards, des champignons et des oignons, avec du fromage et de la viande ou des fruits de mer si vous le souhaitez.

- **Ailes de poulet grillées** : Assurez-vous qu'elles ne sont pas enrobées de sauce sucrée et choisissez une option épicée ou à l'ail.

- **Steak avec des légumes grillés** : Un bon morceau de viande servi avec une brochette de légumes comme des poivrons, des oignons et des courgettes grillées.

À la Maison

Liste de courses

Pour réussir un programme de Carb Cycling, votre liste de courses devra inclure une variété d'aliments à faible et à haute teneur en glucides, ainsi que des protéines et des graisses saines. Voici une liste générale pour une semaine :

Protéines

- Poulet (sein, cuisses)
- Bœuf (pièces maigres)
- Poisson (saumon, thon, morue)
- Œufs
- Tofu ou *tempeh* (pour les végétariens)
- Yaourt grec ou fromage *cottage* (faible en gras)

Glucides à haute teneur (pour les jours hauts en glucides)

- Riz brun ou basmati
- Quinoa
- Patates douces

- Pâtes complètes
- Pain complet
- Flocons d'avoine
- Fruits (bananes, pommes, baies)
- Légumineuses (lentilles, pois chiches)

Glucides à faible teneur (pour les jours bas en glucides)

- Légumes verts (épinards, chou frisé, brocolis)
- Courgettes
- Poivrons
- Champignons
- Concombres
- Salades vertes

Graisses saines

- Avocats
- Noix et graines (amandes, graines de chia, graines de lin)
- Beurre de noix (amande, cacahuète)
- Huile d'olive extra-vierge
- Huile de coco

Autres

- Lait d'amande ou autre « lait » non-laitier
- Épices et herbes pour assaisonner
- Café et thé
- Eau minérale

Ajustez les quantités en fonction de vos besoins caloriques et de votre plan de *carb cycling*. Cette liste est assez générale. N'hésitez pas à y ajouter des aliments que vous aimez et qui correspondent à votre programme.

En-cas

- **Légumes croquants** : Bâtonnets de céleri, tranches de concombre, radis, poivrons coupés.

- **Oléagineux** : Amandes, noix, noisettes, mais attention à la portion à cause de la teneur élevée en calories.

- **Fromages** : Mini-Babybel, bâtonnets de fromage ou portions de fromage à pâte dure.

- **Charcuterie** : Tranches de jambon cru, de dinde ou de poulet sans ajout de sucre.

- **Œufs** : Œufs durs ou omelettes aux fines herbes.

- **Yaourts nature ou grec** : Choisissez des options sans sucre ajouté.

- **Fruits à faible teneur en glucides** : Baies (fraises, framboises, myrtilles) en petites quantités.

- **Guacamole** : À déguster avec des légumes plutôt que des chips.

- **Houmous** : À consommer en petite quantité avec des légumes.

- **Tartinades de fromage frais** : À étaler sur des tranches de concombre ou des poivrons.

- **Graines** : Graines de courge, de tournesol ou de chia, à saupoudrer sur des salades ou des yaourts.

- **Bouillon de légumes ou de poulet** : Une option réconfortante et satisfaisante.

- **Smoothies** : Préparés avec une base de lait d'amande ou de lait de coco et des légumes verts.

Notes et références

[1] Journal of the International Society of Sports Nutrition, 2010

[2] Ebbeling CB, Knapp A, Johnson A, Wong JMW, Greco KF, Ma C, Mora S, Ludwig DS. Effects of a low-carbohydrate diet on insulin-resistant dyslipoproteinemia-a randomized controlled feeding trial. Am J Clin Nutr. 2022 Jan 11;115(1):154-162. doi: 10.1093/ajcn/nqab287. Erratum in: Am J Clin Nutr. 2022 Jan 11;115(1):310. PMID: 34582545; PMCID: PMC8755039.

[3] MILLER AT Jr. Energy metabolism and metabolic reference standards. Methods Med Res. 1954;6:74-84. PMID: 13153897.

[4] Acheson, K.J., Blondel-Lubrano, A., Oguey-Araymon, S., Beaumont, M., Emady-Azar, S., Ammon-Zuffrey, C., Monnard, I., Pinaud, S., Nielsen-Moennoz, C., & Bovetto, L. (2011). Protein choices targeting thermogenesis and metabolism. The American Journal of Clinical Nutrition, 93(3), 525-534. doi:10.3945/ajcn.110.005850

[5] Klok MD, Jakobsdottir S, Drent ML. The role of leptin and ghrelin in the regulation of food intake and body weight in humans: a review. Obes Rev. 2007 Jan;8(1):21-34. doi: 10.1111/j.1467-789X.2006.00270.x. PMID: 17212793.

[6] Farrell CM, McNeilly AD, Hapca S, Fournier PA, Jones TW, Facchinetti A, Cappon G, West DJ, McCrimmon RJ. High intensity interval training as a novel treatment for impaired awareness of hypoglycaemia in people with type 1 diabetes (HIT4HYPOS): a randomised parallel-group study. Diabetologia. 2024 Feb;67(2):392-402. doi: 10.1007/s00125-023-06051-x. Epub 2023 Nov 27. PMID: 38010533; PMCID: PMC10789679.

[7] Calvin AD, Carter RE, Adachi T, Macedo PG, Albuquerque FN, van der Walt C, Bukartyk J, Davison DE, Levine JA, Somers VK. Effects of experimental sleep restriction on caloric intake and activity energy expenditure. Chest. 2013 Jul;144(1):79-86. doi: 10.1378/chest.12-2829. PMID: 23392199; PMCID: PMC3707179.

Printed in France by Amazon
Brétigny-sur-Orge, FR